Los secretos del seductor

Las tecnicas del playboy

Guía

Francesco Cibelli

2018 © Francesco Cibelli

Contactos: koatiyah@hotmail.it

Portada: Angela Catalini

Todos los derechos reservados

Sinopsis

Seduciendo a las mujeres - Los secretos del seductor - Las técnicas del playboy (seducción magnética, deliciosa)

Seducir a las mujeres es un arte: ¿cuántas chicas te pierdes porque no conoces las técnicas correctas?

¡En este libro descubrirás cómo elegir efectivamente a las mejores chicas, con una deliciosa y magnética seducción!

Esta guía representa un código exhaustivo de estrategias valientes, dirigidas tanto a los tímidos como a los ingenuos, y a los experimentadores maliciosos de las prácticas eróticas.

Para seducir a una mujer no tienes que parecer romántico, amigable o "buen chico", sino que necesitas técnicas, reglas, artificios, experiencia.

No todas las mujeres son iguales. Se necesitan diferentes técnicas de seducción, dependiendo de la situación real.

En este libro, se dedicará un amplio espacio a las técnicas de aproximación en los contextos más diversos: lugares públicos, vacaciones (tanto en Italia como en el extranjero), universidades, cine, discoteca, chat. Los misterios serán revelados para hipnotizar a todo tipo de mujeres: la ingenua, la tímida, la mujer experimentada, la joven, la mujer madura o la comprometida.

Después de leer esta guía, escrita por Francesco Cibelli, uno de los maestros italianos más experimentados en el arte de la seducción, estará al alcance de todos para conquistar a cualquier mujer, incluso a las más bellas o mejor posicionadas. Además, al final del libro, el autor reservará una grata sorpresa para el lector.

"Soy un niño y todavía no sé cómo acercarme a las chicas, pero este libro me ha ayudado a buscar más chicas en bares y clubes. ¡Muy recomendable para cualquiera que busque consejos de seducción!"

Francesco Tesei

"¡Nunca he tenido problemas con tener chicas, pero leyendo esta guía aprendí a seducir de una manera magnética y deliciosa, en realidad! ¡Ahora también conquisto chicas en la parada del autobús!"

Paolo Rieti

"Mis amigos siempre me hablan sobre el amor, y cómo saber cómo hablar con las chicas de la manera correcta para atraerlas y seducirlas. Bueno, en este libro encontrarás una guía muy actual e interesante sobre cómo tener una seducción magnética y deliciosa. Felicitaciones al autor"

Fabio Persico

"Con este libro, seducir a las mujeres parece un juego de niños, pero ¿es cierto? Todavía tengo que probar muchas de las técnicas, pero hasta ahora parece ser el mejor para conquistar chicas. Tan bueno para el autor"

Enzo Dellera"

Resumen

Introducción 1

Seducir en un lugar público 7

Seducir en el mar o en vacaciones 31

Seducir en la universidad o en lugares abiertos al público 39

Seducir en discotecas 44

Seducir en chats 50

Seducir una mujer comprometida 57

Conclusion 67

Introducción

Estimado lector, si está leyendo este libro significa que quiere emprender o perfeccionar el arte de la seducción. Este ya es un buen comienzo, ya que, en cualquier arte, es necesario estar adecuadamente capacitado. Los secretos y consejos presentados en esta guía son el resultado de años de mi experiencia personal de "seductor": los eventos que narraré realmente han sucedido. Solo tuve que cambiar los nombres reales de las mujeres por nombres elegantes, por razones de confidencialidad. La primera regla para seducir es parecer seductor: debes sentirte como el mejor Casanova o Don Giovanni en tu ciudad. ¿Pero quiénes son estos personajes míticos? Casanova, un personaje que realmente existió, fue el mayor seductor de todos los tiempos. Equipado con un ingenio y un talento natural para la conquista del "sexo más justo", incluso en tiempos de pobreza económica, ha logrado seducir a cientos y cientos de mujeres, jóvenes o viejas, ricas y nobles o pobres. Siempre ha amado profundamente a sus mujeres, haciéndolas sentir como reinas, desde todos los puntos de vista. Don Giovanni, por otro lado, es una figura literaria: se lo describe como un noble caballero que seduce a todas las mujeres que se cruzan en su camino: bellas o feas, jóvenes o viejas. No le gustan las mujeres, pero las seduce solo por incluirlas en su lista de mujeres engañadas. Por lo tanto, a diferencia de Casanova, no hay problema de crear una relación duradera. Para él, las mujeres son un "número". Una subcategoría de Don Giovanni es el playboy: un joven moderno y amante de los lujos, que se rodea de hermosas mujeres. Entonces, para poder seducir, no tienes que ser tímido, no tienes que ser pesimista, sino que debes sentirte como el mayor conquistador de todos los tiempos. ¿Cómo quieres conquistar a una mujer si no confías en ti mismo primero? Debes aumentar tu autoestima; Para esto hay varias técnicas. Primero, debes ser consciente de que puedes tener a todas las mujeres del mundo, siempre y cuando sepas cómo estirar los cordones. ¿Cuántas veces ha sucedido, y las crónicas lo demuestran, que una modelo, una princesa, una mujer muy rica se comprometió o se casó con un hombre de origen humilde, si no con un spianato? Mucho. Esto atestigua que, en el mundo del erotismo, hay un componente de irracionalidad, de magia, que no se puede estimar con precisión. Si aprendes el arte de la seducción, puedes esperar tener incluso a la mujer más bella del mundo para ti. Por lo tanto, es necesario ser entrenado, a través de esta guía y a través de los maestros de la seducción. Siempre recomiendo comenzar con el libro del mayor seductor: "Memorias" de Casanova, escrito por él mismo. Además de ser un libro muy agradable de leer, es una mina de oro del arte de la seducción. Necesitas crear tu propio personaje: incluso si eres un niño y nunca has besado a ninguna mujer en tu vida, tienes que inventar historias de mujeres seducidas, logros imposibles, éxitos amorosos. Al contar estas historias, fortalecerá su autoestima y terminará creyéndola también. Porque en muchos casos la realidad parte de los sueños. Me dirás que mentir es incorrecto. Te digo que es incorrecto, en una etapa temprana de una relación, decir toda la verdad. El arte de la seducción se basa en artificios, exageraciones, fantasías. Si te presentas como un buen tipo, créeme, tendrás menos posibilidades de conquistar a la mujer de la que te enamoraste. Imagina que estás locamente enamorado de una chica: harías cualquier cosa por ella. Al ser romántico, tal vez escribiendo poemas, tendrás pocas posibilidades de conquistarlo. Si luego le muestras un bien amistoso (error que muchos cometen) las posibilidades de ganarla serán cercanas a cero. Es lamentable decirlo, pero en el arte de amar, el buen chico está pasado de moda. Cuando era niño, también cometí estos errores. Y vi a las chicas que me gustaban en los brazos de hombres que ciertamente merecían menos que yo. Desde que comencé a usar la técnica, comencé a recolectar éxitos de amor sobre éxitos. ¿Quieres ser un buen chico? ¿Quieres ser sincero en los sentimientos amorosos? Hazlo solo después de conquistar a la chica, nunca antes. Es necesario utilizar la técnica: solo lo que es malo le gusta, lo que desencadena la fantasía, el deseo. Muchas veces las mujeres no son "santas". ¿Cuántos de ustedes notaron que como solteros no tenían oportunidades y a medida que los novios se acercaban a más mujeres, tenían más oportunidades? A las mujeres les gustan los hombres que son cortejados, en algunos casos, incluso los de otros. Algunas mujeres encuentran satisfacción si, al tener un hombre, causan el sufrimiento de otras mujeres. Por eso, querido lector, no te preocupes, al utilizar las técnicas de seducción. También porque, si no te gusta, las mujeres no tendrán escrúpulos para ignorarte. Así que inventa aventuras, intenta construir un mito alrededor de tu persona. Intenta complacer con todas tus fuerzas: ve al gimnasio, aprende a bailar, vístete bien, sé alegre, despreocupado, agradable, una persona exitosa. Muéstrate a menudo con hermosas chicas, actrices, modelos, muestra mujeres de negocios y hazte visible con ellas en las redes sociales. Si nunca has conocido a una mujer desde que naciste, comienza desde abajo. Intenta tener una aventura con la chica que te importa. Al principio, es necesario tener experiencia también con chicas no hermosas. Esto ayudará a intrigar a otras chicas más bonitas, en algunos casos incluso las pondrá celosas. Y recuerda: despertar celos es una de las mejores armas de seducción. Además, estar con chicas, incluso aquellas que no son bonitas y que no amas, ayudará a hacer creíbles las historias de seducción que cuentas. No hay nada peor que ser percibido como alguien que nunca ha tenido una historia. Incluso la chica más seria y tímida, si dices que nunca has tenido una experiencia amorosa, huirá de ti como la peste. Todo es necesario para construir tu mito, incluso las chicas feas o mayores.

Después de esta introducción, por lo tanto, podemos afirmar que para conquistar a una mujer es necesario seducirla con técnicas, artificios. Pero no todas las mujeres son iguales. Y no todos los lugares donde las mujeres son conquistadas son iguales. Se necesitan diferentes técnicas de seducción, dependiendo de la situación real. En los próximos capítulos profundizaremos en estos aspectos.

Seducir en un lugar público

Hay miles de lugares para buscar "presas" y es el deber del seductor hacer conquistas donde sea que esté y en cualquier ocasión. Incluso en la calle, por supuesto, hice muchos logros. ¿Pero cómo acercarse a las mujeres en la calle? Definitivamente no hacer cumplidos triviales como: "¡Hola hermosa!"; "¡Felicidades a mamá!"; o "lo siento, ¿sabes qué hora es?". Este tipo de cumplidos, además de triviales, no generan ningún tipo de interacción y, a lo sumo, provocan una sonrisa de la persona sujeta al cumplido. Es necesario ser original, divertido, juguetón y provocar una respuesta de la mujer en cuestión. Pero ahora pasemos a la práctica. Describiré algunos de mis primeros amores, casi todos conocidos en la calle. En realidad, uno de mis primeros amores fue Lorena, una bella morena que me había presentado mi prima. Tenía unos quince años y apenas podía mirarla, tanto que me excitó e hizo latir mi corazón. Quería decirle mil cosas, pero cada vez que estaba conmigo, no podía decir nada o solo trivialidades. Entonces comencé a escribir sus poemas, que publiqué en su buzón. Al principio ella me ignoró y de hecho se burló de mí al verme. Luego, dada mi perseverancia, ella me detuvo y me dijo que era un buen chico, que escribí sus hermosos poemas, pero que desafortunadamente no me importó. Pero yo estaba demasiado enamorado de ella y seguía escribiendo sus cartas y yendo a su vecindario todos los días. Un día, una de sus amigas llamada Marianna me dijo que yo sería el chico ideal para Lorena, pero que ella estaba influenciada por sus amigas, quienes me consideraban un tipo extraño y estúpido. Parecía que este amor mío era solo un sueño. Pero un día, un amigo mío, Antonio, me pidió que paseara en mi scooter a Salerno, mi ciudad, en busca de conquistas. Así que nos encontramos en un vecindario donde de inmediato vimos a una hermosa morena en compañía de una chica bonita pero rellenita. No hace falta decir que los dos estábamos interesados en la mora. Aparcamos el scooter y Antonio comenzó la conversación con las chicas con esta pregunta: "Chicas, ¿dónde vamos a bailar esta noche?". Una de ellas respondió inmediatamente en tono de broma: "Donde quieras". Mi amigo luego agregó: "Esta noche hay una buena noche en el Bogart Caffè". La otra chica, siempre en broma, dijo: "Está bien con nosotras". Antonio y yo nos presentamos y, después de una conversación de broma de una hora, ya teníamos los números de teléfono de las chicas y ya teníamos una cita para la noche en la discoteca. La niña más bonita, Rosa, se sintió atraída de manera inequívoca por Antonio. La otra chica, Gerardina, no me gustó en absoluto: puedo tolerar otros defectos, ¡pero no me gustan las chicas gordas! En cualquier caso, Antonio me convenció de hacerle compañía en esta aventura, informándome que Gerardina con mucho gusto abriría mis brazos. Incluso si estaba enamorado de otra chica, acepté hacer el "sacrificio" para tener una experiencia amorosa, como, entre otras cosas, los libros que leí sobre "Don Giovanni" me prescribieron en ese momento. Por lo tanto, besé a Gerardina esa misma noche. No hace falta decir que el beso me disgustó. Logré estar con esta chica durante el período más largo de diez días. Ella estaba feliz y declaró a todos que estábamos comprometidos. La noticia de que estaba comprometida pronto llegó a los oídos de Lorena, mi gran llama. Un día la vi en su vecindario y me dijo: "Tu último poema es hermoso. Los mejores deseos para ti y tu novia ". Pero respondí: "En realidad no estoy comprometido. Salgo con Gerardina para hacerle un placer a un amigo ". Pero ella respondió: "Pero estoy feliz por ti. Eres un buen tipo, te lo mereces y no estoy celosa en absoluto. ¡Nos vemos!". Por un lado, esta reunión me molestó, en el sentido de que pensé que mis cartas a Lorena ahora eran menos creíbles; por otro lado, sin embargo, me hizo reflexionar sobre el hecho de que Lorena, tal vez inconscientemente, había mostrado un poco de celos. Preparé una nueva carta de amor para Lorena, en la que repetí que mi única llama era ella, que ya había dejado a Gerardina y que, de hecho, nunca había habido nada entre nosotros. Entonces fui al barrio de Lorena. Por casualidad vi a Marianna, su amiga, que me detuvo, diciendo que tenía que decirme algo importante. Sentí que algo positivo tenía que ser. "Francesco", dijo Marianna, "Lorena me confeso que te daría un beso". Tanta emoción, casi me quedé sin aliento y le pregunté: "¿Entonces tengo la oportunidad de comprometerme con Lorena, en tu opinión?". "No", respondió Marianna, "ella te daría un beso solo para complacerte, ya que estás tan enamorada de ella y le escribes hermosas cartas. Sería una especie de premio ". Así que esperé a que Lorena saliera de la casa y, tan pronto como la vi, le dije que tenía que hablar con ella por un momento en privado. Entonces fuimos a un lugar más aislado, mi corazón latía violentamente, la tomé de la mano y le dije: "Lorena, sé que no estás interesada en mí, aunque te amo profundamente. Pero, ¿puedes darme un beso para recordarme algún día que existen cuentos de hadas? ". Ella no me respondió, pero me miró a los ojos con una leve sonrisa. Comprendí que ella voluntariamente me ofreció sus labios y me perdí en un beso tan emotivo que todavía lo recuerdo como uno de los más hermosos de mi vida. A partir de ese día nació una hermosa historia de amor con Lorena, incluso si después de unos meses terminó, como sucede con casi todas las historias de niños pequeños. En el futuro supe que tenía otra admiradora: Marianna, la amiga de Lorena. En un momento en que era bastante libre, también me dediqué a ella. Pero esta es otra historia e independientemente del propósito de esta guía. Las enseñanzas de estas historias son dos: la primera es que uno no debe desdeñar tener experiencias incluso con chicas feas; el segundo es que poner celosa a una niña, incluso inconscientemente, es beneficiosa. Si no hubiera tenido a Gerardina, probablemente no habría tenido "mi" Lorena. Dos historias más de cuando era niño merecen ser contadas. En el paseo marítimo de Salerno a menudo paseaba con un amigo llamado Crispino. De vez en cuando la hermana llamada Rachel se detenía con nosotros, intercambiando algunas bromas con nosotros. No era fea, pero era tímida, no la cuidaban, el tipo clásico de casa e iglesia. Para bromear siempre le dije: "Hola Rachel, el novio,

¿dónde lo dejaste?". Y ella murmuró algo incomprensible. Un sábado me di cuenta de que salió con una hermosa falda de flores y que el peluquero acababa de prepararle el pelo. Sin malicia llegó espontáneo a tocar su cabello diciendo: "Qué hermoso cabello esta noche". Noté cierta perturbación de su parte y cerró los ojos; Sin embargo, me despedí y seguí mi camino. El sábado siguiente, Crispino me dijo que su hermana me hablaría. La esperamos frente a un bar y luego, ella y yo, nos separamos del resto de la fiesta por unos minutos. Rachel, casi jadeante, con un cierto sonrojo en sus mejillas, me dijo: "Nunca he estado comprometida y el primer chico que me gusta eres tú. Lo descubrí el sábado pasado. ¿Tengo alguna oportunidad contigo? Yo, a quien ya imaginé por lo primero que querías decirme, respondí: "Lo siento, soy un tipo poco confiable con mujeres. Soy un espíritu libre. No me gusta estar enjaulado en una relación". Pero ella insistió: "Al menos, piénsalo". Entonces, para deshacerme de ella con elegancia, dije: "Está bien, dame un mes para pensarlo". Algún tiempo después descubrí que tenía un diario secreto en el que anotaba diariamente los días restantes al final del mes. No hace falta decir que en este mes, nunca quise verme solo con Rachel: no me caía bien. A finales de mes me llamó para decirme que quería verme. Le dije que también podía hablar por teléfono; pero ella insistió y acepté verla. Esa misma tarde nos sentamos en un banco y ella me miró directamente a los ojos y me preguntó: "¿Y qué?". Miré hacia otro lado y dije: "Desafortunadamente, no siento nada por ti. Lo siento". Vi una inmensa decepción en sus ojos y no dije nada durante unos minutos. Luego regresó a la oficina diciendo: "¿Pero al menos un beso me darás?". Respondí: "Incluso por respeto a tu hermano, no puedo hacerlo". Unas noches más tarde fui con mi amigo Antonio en el paseo marítimo para conocer chicas. Nosotros y él competimos con aquellos que sabían más sobre eso en una noche. Como nuestro enfoque era lúdico, éramos hermosos niños, bien vestidos, siempre sonrientes, la tasa de éxito superaba el setenta por ciento. En una noche también conocimos a treinta chicas. Entonces, caminando, vi a una chica muy linda: delgada, morena, con ojos verdes y vestida con una falda corta. Inmediatamente pensé que tenía que conocerla: me gustaba mucho. Estaba en compañía de su hermana. La detuve diciendo: "Hola, ¿te acuerdas de mí? Eres amiga de Rosa, ¿no? Ella me miró y sonriendo dijo: "¿Rosa di Siano? No creo que nos conozcamos: no soy de Salerno ". Respondí sonriendo a su vez: "Lo intenté. Salió mal De todos modos, por favor Francesco ". Estiré la mano y ella regresó y dijo: "Encantado de conocerte, Lara. ¿Qué estás haciendo?". Respondí en tono de broma: "¡Conociendo mujeres!". Sonriendo, exclamó: "De hecho, esto se hace en el paseo marítimo: ¡lo sabes!". Durante unos diez minutos hubo una conversación agradable y descubrí que iba a la playa privada cerca de la mía. No dije que iba a visitarla. De hecho, terminé la conversación diciendo: "Ahora volvamos a nuestros compromisos seductores. Fue un placer. Buenas noches". Al día siguiente seguí pensando en Lara y decidí que tenía que ser mía. Tenía que intentarlo, ¡el conocimiento superficial no era suficiente! Luego convencí a Antonio de ir a la playa y luego mudarme a la playa que frecuentaba Lara (con la esperanza de encontrarla). Afortunadamente para nosotros, la volvimos a ver y nos preguntó: "Hola, ¿qué haces aquí?". Respondí fingiendo estar sorprendido: "dimos un paseo por la orilla. Como te dije ayer, estoy en la playa cercana. ¿Qué estás haciendo?". "Obviamente el baño. Y también nos gusta jugar voleibol acuático. Si quieres unirte a nuestra fiesta ... ". No tuve que decirlo dos veces y durante el día la conocí mejor e intercambié el número de teléfono. Inmediatamente no tuve el coraje de pedirle una cita vespertina; pero ella misma me dijo que tal vez saldría a la costa. Alrededor de las nueve de la noche salí y, obviamente, fui al paseo marítimo, en dirección a la misma área donde había conocido a Lara la noche anterior. Sin embargo, para mi decepción, ¡encontré a Lara y su hermana en compañía de dos soldados! No se estaban besando. Pensé que no podía reclamar nada: no era el novio. Sin embargo, me puse tan celoso que tuve que hacer algo: no podía ver a mi Lara hablando con otro hombre. Y luego un soldado! ¡Se sabía que los militares solo tenían aventuras! Sin embargo, decidí poner una buena cara en un mal juego. Le dije adiós a Lara, a quien vi muy perturbada al verme, deseándole una buena noche. Y ella también me devolvió el deseo amigablemente. Las cosas iban mal y tuve que probar una estrategia de choque si no quería extrañar a mi amada. Tuve una idea. Me despedí de Antonio y le dije que tenía un compromiso repentino y corrí a llamar a Rachel. La encontré en casa y cuando hablé con ella casi no creía que era yo. Le dije: "Rachel, he pensado en tu propuesta y creo que quiero darte una oportunidad. Pero antes de que cambie de opinión, tienes que salir ahora. Voy a recogerte en el scooter y vamos a la costa ". Ella respondió: "Qué sorpresa. Lo único para lo que no estoy preparado. Mientras lo hago, de repente ... "Pero dije categóricamente:" ¡O ven ahora o pierdes la oportunidad! Luego solo ponte la falda y sal de la casa. Nos vemos en diez minutos cerca de tu casa ".

Rachel asintió y corrí para quitar la cadena del scooter y luego corrí hacia ella. Esperé unos minutos cerca de la casa de Rachel y ella se subió a la silla de mi viejo scooter llena de emociones y con ojos que brillaban de felicidad. Durante el corto viaje que hicimos para llegar a la costa, ella me apretó con fuerza por miedo a caerse de mi ciclomotor (no creo que haya hecho un gran sacrificio). Una vez que llegamos allí, ella me preguntó qué haríamos. Le dije que nos sentaríamos en un banco porque tenía que hablar con ella; pero primero necesitaba caminar. De hecho, estaba buscando a Lara, con la esperanza de que no estuviera ya en un lugar aislado besándose con el soldado. Afortunadamente, la encontré casi en el mismo lugar donde la había dejado y en las mismas condiciones. Por lo tanto, podría intentar jugar. Asegurándome de que fuera visible para los ojos de Lara y después de intercambiar un saludo, le pedí a Rachel que se sentara. La tomé de la mano y, mirándola a los ojos, le dije: "Pensé en nosotros dos y me pregunté por qué no darte una oportunidad. De hecho, me gustas un poco ". Rachel mirándome a los ojos respondió: "Qué lindo lo que dices". Cuando terminaba de hablar, me acerqué a sus labios y le di un beso largo e intenso y luego otros, durante unos minutos. Luego le pregunté si queria helado y nos dirigimos hacia la dirección de Lara. Pasé unos centímetros de donde estaba Lara y, sin siquiera decir adiós, la miré. Me pareció ver cierta perturbación en su rostro. Pero tal vez estaba equivocado, también porque solo nos habíamos mirado por un momento. Luego caminé con Rachel, que estaba en el séptimo cielo por la alegría de haber besado al primer niño de su vida. De vez en cuando me preguntaba si tenía esperanzas de ser mi prometida y le respondía que cualquier cosa podía pasar. Comimos una pequeña pizza y luego un helado. Luego, después de aproximadamente una hora, volvimos a dar un paseo por el paseo marítimo. Mientras caminaba, vi una escena que no me hubiera gustado ver: Lara estaba de la mano de un soldado. Pero no solo. Al pasar frente a mí, me saludó con una sonrisa. Estaba preocupado, pero también fingí sonreír y, dándole la mano a Rachel con más fuerza, le devolví el saludo. Rachel me preguntó si Lara y yo nos conocíamos, si por casualidad era mi ex. Dije que apenas nos conocíamos. Pero luego, fingiendo que me dolía la cabeza (o tal vez realmente lo hice), llevé a Rachel a casa y le dije que nos veríamos en los días siguientes. Me fui a casa tratando de no pensar que, en esos momentos, Lara podría estar a la orilla del mar, inmersa en el éxtasis de besos impresionantes que intercambió con el soldado. No podía permitir que esto sucediera; e incluso si sucedió esa noche, tuve que detenerlo de raíz. Decidí que a la mañana siguiente tenía que ir a la playa frecuentada por Lara y probar todo por todo. Así lo hice y encontré a Lara que intentaba zambullirse en el mar. Le dije: "Hola, ¿de acuerdo?" Ella respondió irónicamente: "Yo diría que sí, un verano muy ocupado! ¿A dónde vas? " "Como puedes ver, voy hacia ti. Me gustaría hablar contigo ", dije. Pero ella respondió sarcásticamente: "No creo que podamos. Tu prometida estaría celosa. Por cierto desea! ". "Vamos, no es lo que parece. Lo explicaré todo —dije. ¿Y cómo debería ser? ¿Me estás tomando el pelo? " ella respondió irritada. Me las arreglé para convencerla de que fuera al bar lido para hablar con más calma. Le pedí que me mirara a los ojos y que me juzgara si le decía la verdad o si actuaba. Entonces le dije: "Lara, mi corazón latió rápido desde el primer momento en que te vi. He tenido un sentimiento nunca antes experimentado. Creo que entiendes por qué al día siguiente fui a tu playa. Excepto que por la tarde te vi con un soldado y estaba celoso. Hasta ahora nunca había experimentado este sentimiento. Entonces un militar! Por definición, son playboys que buscan aventuras fugaces. Tenía que hacer algo y, tal vez, para vengarme, contacté a una chica que había rechazado durante mucho tiempo. Actué irracionalmente. No me importa Rachel. Lo que viste anoche fue solo una parodia para tratar de ponerte celosa. Lara, me enamoré locamente de ti ". Dicho esto, tímidamente, puse mi mano en la suya. Vi sus ojos iluminarse, volverse más dulces. Entonces ella solo me preguntó: "¿Entonces no vas a salir con ella esta noche?" "¡Pero absolutamente no!" Respondí. "Rachel es la última mujer en el mundo con la que saldría. Y luego estoy ocupado contigo esta noche. ¿Tengo alguna esperanza? ¿O tu corazón ya está ocupado? Ella me dio una dulce sonrisa y por sus ojos supe que podía besarla. Fue un beso bastante moderado porque estábamos en público. Pero cuando nos levantamos no pude resistirme: me perdí en uno de los abrazos más emocionantes de mi vida. Ella, suspirando, me dijo en algún momento que me detuviera, de lo contrario tendría que presentarme a mamá antes del momento apropiado. En broma le dije: "Adelante, preséntame a todos los miembros de tu familia". Lara fue mi prometida durante unos meses. Y aún mantengo las fotos tomadas con ella. ¿Qué hay de Rachel? Obviamente ya no la llamé mientras estaba con Lara. Una noche, sin embargo, había salido con una amiga suya y felizmente me abrazó con Lara. A lo lejos escuché a Rachel exclamar: "¿Pero te veo bien?". "Nos ves muy bien. ¡Mira qué bribón, Francesco! respondió su amiga, que nunca había sentido simpatía por mí. Esta escena, queridos lectores, además de hacerme reír hace tantos años, todavía me divierte hoy. La que estalló en un río de lágrimas fue Rachel. Hacer que una mujer llore por amor no siempre sucede en la vida. Pero si lo hace, significa que esa mujer hará todo por ti, ya sea que la trates bien o la trates mal. Luego, cuando rompí con Lara, a veces consolaba las lágrimas de Rachel. ¡Después de todo lo merecía! También cuando era niño, experimenté que en las regiones las posibilidades de éxito con las mujeres aumentaron exponencialmente. En ese momento, para ganar algo, a veces, fui a ayudar a mi tío, que tiene una florería. Una vez tuve la tarea de entregar un hermoso arreglo floral en una region llamada Siano. El compañero de trabajo de mi tío me acompañó en el automóvil y tuve la tarea de encontrar la dirección de la persona a quien iban a ir las flores. Pensé en preguntarle a alguien (obviamente una niña) dónde estaba la calle que me interesaba. Así lo hice y una chica de mi edad inmediatamente me preguntó a quién estaba buscando y, una vez que dije su nombre y apellido, se ofreció a acompañarme hasta allí. Pero no solo eso: una gran cantidad de chicas curiosas me acompañaron a mi destino. Me presenté a varias de ellas, prometiendo que regresaría al lugar el sábado siguiente. En ese momento, desafortunadamente, estaba trabajando. Nunca antes había tenido tantas chicas jóvenes en mi vida intrigadas por mí. Casi me sentí como Raúl Bova. Por lo tanto, tuve que volver a ese lugar absolutamente. El sábado siguiente, mi amigo Antonio y yo fuimos a explorar Siano. Obviamente vi a algunas de las chicas que ya conocía, pero no me detuve a hablar con ellas todo el tiempo. Tuve que hacer la carrera habitual con Antonio para aquellos que conocían a más chicas en una noche. En este caso, las técnicas de aproximación demostraron ser muy simples. Fue suficiente preguntar: "Lo siento, soy de Salerno. ¿Me puede mostrar una buena pizzería? ". Todos respondieron, algunos incluso me acompañaron a mi destino y aproveché para presentarme. Luego pregunté qué era bueno hacer en el pueblo. Y respondieron: la discoteca al aire libre, la fiesta de San Rocco, el festival y otras hermosas iniciativas que la ciudad organiza en el verano. En una tarde pude conocer a cincuenta chicas. Logré romper todos los récords alcanzados en Salerno. Obviamente, tomé el número de teléfono de las chicas más bellas. Y es obvio que a las más amables las contacté. En Siano tuve una avalancha de aventuras amorosas. Pero esta es otra historia y será el tema de otro libro. Experimenté las mismas aventuras en otros lugares de la Provincia de Salerno como Bracigliano, San Valentino Torio, con los mismos resultados. Muchas veces me he preguntado por qué en los pueblos tuve todo este éxito. Hablando también con las chicas, entendí que existe el llamado "encanto del extraño". Un niño de otro pueblo intriga a más de uno del pueblo; Un niño de la capital de la provincia atrae a más de uno del pueblo. El mecanismo es quizás el mismo que cuando los niños italianos van al extranjero y, en particular, a Europa del Este o Brasil. Los italianos tenemos una excelente reputación: no solo somos vistos como más ricos, sino que somos más románticos, seductores, misteriosos que otros hombres. Quizás cortejemos aún más y mejor. Finalmente quiero contarte sobre un episodio que sucedió en Siano. Los niños locales también fueron hospitalarios y agradables. Excepto que en lugar de ir a conocer a las hermosas chicas del pueblo, en su mayoría estaban cerradas en bares jugando videojuegos. Una vez decidí ir allí también y le pregunté a un niño quien era la niña más hermosa del pueblo, según él. Me mostró una hermosa morena llamada Fiorella, alta, delgada, con curvas, que podía parecerse un poco a Monica Bellucci. Le pregunté al niño si alguna vez lo había intentado. Me dijo que había intentado, tímidamente, hablar con el, pero que ella ni siquiera lo había mirado. Así que salí del bar y esperé el momento adecuado para conocer a Fiorella. Esperé el momento en que no estaba involucrada en otras conversaciones y le dije: "Hola, Fiorella. Soy Francesco de Salerno. ¿Me recuerdas?". Sorprendida, ella respondió: "¿Pero cómo sabes mi nombre"?

Respondí sonriendo: "Después de los momentos inolvidables vividos juntos, ¿ni siquiera recuerdas quién soy?" Ella me miró mejor y respondió: "Realmente no creo que nos hayamos visto. Pero dime cuándo nos conocimos? Respondí: "Este es mi secreto y por ahora no puedo revelarlo. Pero hago una pregunta seria: ¿quiere comprometerse conmigo? ". "Mi" Fiorella, por un lado, mostró una cara teñida de un ligero enrojecimiento y, por el otro, parecía sorprendida por mi descaro. Se quedó unos segundos en silencio, mirándome. Luego dijo: "¿No vamos tomar un café primero?" "Eh" descanso ", pero ahora los tiempos han cambiado. Todo es mas rapido. Pero solo porque eres tan hermosa como Monica Bellucci, estoy contento con el café. ¿Podemos ir ahora? " Ella respondió: "En realidad me iba a casa. En cierto momento tengo un retiro. Si quieres podemos vernos a las ocho de la tarde frente a la Catedral ". Asentí y ya empecé a pensar en la cita del día siguiente. Al día siguiente, con cierta sorpresa, vi a Fiorella llegar al lugar y a la hora en que teníamos la cita. Me saludó con una sonrisa. Mi corazón latía rápido: tal ocasión, una cita con una chica tan hermosa, nunca me había pasado en la vida. Afortunadamente, había estudiado todos los detalles de la conversación que tuvimos que enfrentar. Después de elegir un buen bar en el centro del pueblo, comencé a hablar sobre los lugares costeros más bellos de la costa de Amalfi a donde iba a menudo (en realidad nunca había estado allí), viajaba a Australia o Inglaterra (a donde nunca había ido) , de mis ambiciones laborales (dije que quería ser notario), dije que mi padre era director de una escuela (en realidad era un simple maestro), hablé de toda una serie de cosas interesantes que podrían atraer. Vi que ella escuchaba interesada, sonreía y hacía preguntas generales. En cambio, le hice todas las preguntas en broma: dónde había escondido a su novio esa noche, si tenía menos de cien hombres, si alguna vez había pensado en convertirse en monja. Hice un esfuerzo para asegurarme de que no hubiera minuto de silencio. Pero no lo intenté mucho: cuando te gusta una chica, salen hermosas palabras espontáneamente y puedes hablar durante horas y horas. Por supuesto, tenía todo el discurso preparado en un diario, en caso de que la emoción me hubiera apoderado. Pero no había necesidad. Así que decidimos pasar más tiempo sentados en las escaleras de la iglesia. Me senté muy cerca de ella. Me preguntó sobre mi ex. Hablé con ella al respecto, agregando un poco de poesía a la narrativa, pero haciendo muchos cumplidos en su cabello (los toqué), en su dulce rostro (lo acaricié con ternura). Luego, cuando toqué sus piernas con la punta de mis dedos, la escuché suspirar y pensé que era el momento adecuado para atacar. Le di un beso tierno y luego otros. Luego, cuando llegó el momento de decir adiós, la acompañé de la mano hasta cierto punto del camino y la saludé con un beso apasionado. El sueño se hizo realidad. Durante aproximadamente un mes, Fiorella fue mi prometida. Todos en el pueblo me miraron con envidia y me hice famoso. En el futuro, gracias a mi fama, habría cometido muchas otras masacres de corazones.

Estimado lector, es posible que se pregunte si engañar, mentir y magnificar situaciones es correcto. Mi respuesta es positiva. En una fase inicial de cortejo es necesario utilizar técnicas. ¿O quieres ser tan serio y aburrido como los chicos del bar del pueblo? En una etapa temprana, las mujeres son engañadas. Si no engañas, muchas veces te engañarán. En el amor no hay principio meritocrático: si no te gusta, ninguna chica te querrá porque eres bueno y serio. Ponte serio si quieres, pero después de haber conquistado a la mujer. Las técnicas de seducción también se pueden usar para bien. Si realmente amas a una mujer, quieres tener una relación seria, la primera actividad es conquistarla. Y para hacer eso tienes que usar la técnica. Entonces puedes mostrarte serio, romántico, amante de la familia y todo lo demás.

Seducir en el mar o en vacaciones

Seducir en el mar o en vacaciones es una de las cosas más simples para un Don Giovanni. El mar, el sol, el lugar turístico predisponen a las mentes a abrirse a los demás y a abrir el corazón a nuevos amores. En el mar solo necesitas una pelota y puedes hacer todo el conocimiento femenino que quieras. A todas las mujeres les encanta jugar voleibol, en el mar o en la arena. E incluso si no tienes la pelota, solo pregunta: "¿Puedo jugar también?" y apenas te dirán que no. Si sabes tocar la guitarra u otros instrumentos, atraerás inmediatamente la atención de muchas mujeres. Hay mil maneras de hacerte interesante. Y si vas a un club de playa todo el verano, el trabajo de conocer mujeres está casi eliminado. En poco tiempo conocerás a todas las chicas de la playa sin problemas. Compartir momentos agradables lleva a socializar: en muchas costas puedes jugar, bailar, hay bares; Realmente haces todo. Una vez que estuve en un balneario y, para llamar la atención, decidí mostrar mis docenas de fotos tomadas con las chicas de "Non è la Rai", un programa de televisión muy famoso en los años noventa, en el que bailaban hermosas chicas. ellas cantaron. Para tomar estas fotos fue suficiente para mí ir a Roma al centro Palatino y esperar a las chicas antes de que ingresaran a la transmisión: ninguna se negó a ser fotografiada conmigo. Bueno, en unos minutos mis fotos pasaron a manos de docenas de chicas, tal vez cientos. Y me convertí en la estrella de la playa. Me consideraban un playboy, solo por ser fotografiado con chicas famosas. Obviamente usé mi fama para acercarme a las chicas más bellas. A veces solo tienes que consentir tu suerte y, sin compromiso, puedes lograr logros inimaginables. Una vez estaba en el autobús con un amigo e íbamos a un club de playa. Hablamos de vacaciones, de mujeres y nos contamos historias. En cierto momento mi amigo me dijo: "¿Te diste cuenta de que esa chica te ha estado mirando constantemente desde que estuvimos aquí?". Yo, sorprendido, le respondí que no y vi a la chica mirándome: era muy bonita, delgada y con hermosos rizos marrones. Entonces logré escuchar lo que su amiga le dijo: "Maria, me acercaría a el y me presentaría. No te pierdas la oportunidad ". Inmediatamente comenzamos a mirarnos y a sonreírnos. Pero después de unos minutos, lasdos amigas llegaron a su destino y se bajaron del autobús. Maria y yo continuamos mirándonos el uno al otro; me miró casi llorando y me saludó con la mano. En ese momento escuché una voz interior que me decía: "¡Ve a ella!". Entonces le grité al conductor que tenía que bajarme urgentemente y él se freno. Tan pronto como bajé del autobús, comencé a correr y Maria hizo lo mismo por mí. ¿Y sabes cómo nos presentamos? Con un fuerte abrazo! Esta forma de presentarme fue única y la de Maria fue uno de los logros más bellos de mi vida. En general, en vacaciones puedes decir muchas mentiras para parecer seductor: puedes decir que eres rico, famoso, puedes inventar aventuras nunca antes vividas. Donde nadie te conoce, puedes ser quien quieras. Puedes prometerle mares y montañas a las mujeres: lo importante es que juegues el papel con credibilidad; de lo contrario, especialmente las mujeres más experimentadas, descubrirán el engaño. Como todas las artes, aprendes a mentir naturalmente con la práctica. Así que no se asuste si a veces habrá un fracaso en algún enfoque seductor. El poder de las palabras seductoras es verdaderamente extraordinario. Con el poder de las palabras, he visto a algunos idiotas lograr aventuras con modelos, actrices o hijas de hombres ricos. En general, he visto que, con palabras seductoras, los pobres pueden convertirse en millonarios. En el extranjero, el discurso antes mencionado es aún más pronunciado. Tengo conocidos que son trabajadores simples y que, en países como Cuba o Brasil, se han hecho pasar por hombres ricos. Algunos de ellos, además de vivir numerosas aventuras con hermosas chicas, felizmente casados y sus esposas, después de descubrir que eran personas muy normales, los "perdonaron". Y no podría ser de otra manera: cuando una mujer está enamorada, perdona varias fechorías, a veces incluso traiciones. En cuanto a Europa del Este, soy testigo directo de que las mujeres se sienten fuertemente atraídas por los hombres italianos. ¿Eres italiano? Entonces no necesitas técnicas de seducción: le gustarás a casi todas las mujeres solo porque eres italiano. He estado en Albania, Montenegro y Bielorrusia. Aquí el hombre italiano no solo es visto como más rico que otros hombres, sino que, sobre todo, es más intrigante, más dulce, sabe cortejar más que los hombres locales, que son más fríos. Quiero contarles sobre un episodio que tuvo lugar en Albania, un país que amo especialmente: el mar y los paisajes son hermosos, casi todos saben italiano, la vida es mucho menos costosa que en Italia, todos son muy amables. Estaba de vacaciones en Tirana y una tarde vi a una bella morena de unos treinta años caminando. Inmediatamente fui a preguntar dónde estaba el bar más cercano. Hablaba un italiano perfecto y se ofreció a acompañarme a mi destino. Me dijo que era subdirectora de una empresa textil italiana que había invertido en Albania. Me preguntó para qué estaba en Albania. Primero, bromeando, dije: "Comprometerme contigo". Pero luego dejé en claro que estaba de vacaciones. Esto la sorprendió mucho, porque en general los italianos van a Albania por negocios. En cualquier caso, cuando llegué a mi destino, le pregunté si me hacía compañía y aceptó de inmediato. En ese caso, no necesitaba usar ninguna técnica de seducción: Yona (como se la llamaba) colgaba de mis labios y nos contábamos sobre nuestras vidas. Ella solo me preguntó si era un playboy o un vagabundo y, obviamente, le respondí que era un niño serio. Una cosa que me sorprendió fue que quería pagar categóricamente la factura (dijo: "Yo trabajo"). ¡Bien! La misma tarde decidimos cenar juntos en un restaurante especializado en platos de pescado. No perdí el tiempo y durante la cena, cuando hablamos de bromas, primero le di la mano y luego, mirándola con amor, le dije que me gustaba. E inmediatamente hubo un beso, más besos, que se multiplicaron en el transcurso de la noche. Al día siguiente nos conocimos y Yona me dijo: "En Albania, una niña soltera de unos treinta años se considera una anomalía. Los muchachos aquí se casan a los veinte años. Mis padres me insitan a encontrar un esposo todos los días. Y si no lo hago, en muy poco tiempo quieren que me case con un albanés, un amigo de la familia, que ahora trabaja en los Países Bajos y que ni siquiera conozco. Por eso te pregunto: ¿estás interesado en mí? ¿Vendrías a mi casa esta noche para conocer a mi familia? Esta pregunta me desplazó, pero inmediatamente respondí sonriendo: "Quizás sea un poco temprano. Pero acepto conocer a los miembros de tu familia, especialmente por celos. No quiero verte rodando en la cama con otro hombre ". Esa misma tarde, Yona y su hermano vinieron a buscarme al hotel donde me hospedaba con un hermoso Mercedes. Cuando llegamos a nuestro destino, me sorprendió: vivían en una casa de tres pisos con tierra anexa llena de plantas, flores y huertos. Y esto casi en el centro de Tirana. Primero la madre me recibió, una ama de casa muy amable y sonriente, que me ofreció todo tipo de golosinas. Luego vino el padre, un caballero muy elegante, que me habló de su profesión de abogado, también porque me gradué en derecho y califiqué para la profesión y le hice muchas preguntas. Así que todos brindamos junto con una grappa casera especial. Luego, la madre de Yona tomó la palabra diciendo: "Somos musulmanes, incluso si no somos fundamentalistas, y creemos firmemente en el valor del matrimonio. La familia es lo primero. Por esta razón, si tiene la intención de casarse, Yona vendría a Italia sin problemas para dejar su trabajo. Si quisieras vivir en Tirana, ya tenemos una casa lista para ti y mi esposo tendría mucho conocimiento para que trabajes en alguna oficina legal de multinacionales italianas ". Me sorprendió mucho y contesté: "En estos días, Yona y yo decidiremos". Por la noche pensaba: "con qué facilidad tendría casa y trabajo en Tirana; en Salerno soñaría con todo esto! Tenía algunas dudas sobre si aceptar la propuesta. Pero luego pensé que no estaba listo. Envié un mensaje fingiendo que había llorado por mi familia y después de un día me fui a Italia.

Seducir en la universidad o en lugares abiertos al público

Seducir en la universidad es muy fácil, también porque muy a menudo, si eres un colega, compartes metas, aspiraciones, intereses, sueños. En este caso, sin embargo, debe ser menos directo que cuando conoces a alquién en la calle o de vacaciones. Si luego sigues los mismos cursos, ser capaz de seducir a la chica que te gusta es un juego de niños. Solo manténgase activo: por ejemplo, solía grabar las lecciones de la maestra y, a menudo, las chicas me pedían una copia de la grabación de una lección; u otros me preguntaron si queríamos alternar en la grabación y reescritura de las lecciones. Obviamente no podía negar ningún tipo de colaboración a las dulces damiselas. Una vez que obtuve un buen conocimiento de la chica que me gustaba y sus mejores amigas, me uní al grupo de estudio de la belleza elegida. En caso de que no formara parte de ningún grupo de estudio, lo propuse. Hubo dos casos: si había notado cierto interés por parte de la chica, le pregunté si quería estudiar juntos, ya que hacerlo juntos nos habría estimulado a ambos a respetar un determinado programa de trabajo; si, en cambio, la chica aún no me había dado signos positivos, primero intenté sondear el terreno con sus amigos, para crear un grupo de estudio colectivo. Una vez que logré cierta confianza, me mostré decidido en mis aspiraciones: por ejemplo, me mostré confiado de poder ser un notario (una de las aspiraciones más altas de los graduados en derecho). A menudo hablaba sobre el futuro, tratando de involucrar a mi llama de turno. Estaba hablando, por ejemplo, de abrir un gran bufet de abogados en el que trataría el tema del derecho civil y la chica con el tema del derecho penal. Con la imaginación y mostrando determinación, puedes conquistar cualquier tipo de mujer, incluso la más rica y mejor posicionada. La palabra, la imaginación, es un arma muy poderosa. A veces fui más allá y dije en broma que nuestro hijo se ocuparía de la ley fiscal.

Este es un método para generar la sensación de ser ya una pareja en la damisela. En esta etapa, utilicé las técnicas clásicas de seducción: dije que no estaba comprometido, pero frecuentaba a muchas mujeres; Traté de despertar un mínimo de celos; Alternaba días en los que mostraba interés y otros en los que no me sentía bien. ¡Y cuántas novias logré cambiar al ser el "profesor" de asuntos legales! Después de aprobar con éxito el examen de "Instituciones de derecho privado", me propuse a las chicas del primer año de jurisprudencia como experto en el tema (en parte lo era) y les ofrecí lecciones gratuitas. Ir a su casa inmediatamente creó una cierta intimidad tanto con la chica como con su familia. A menudo querían pagarme y yo, rechazando categóricamente el dinero, dije que a lo sumo aceptaría una pizza en casa o en un restaurante. Otras veces, por supuesto, salimos en pausa, entre un tema de lección y otro. Y obviamente en estos momentos usé mis técnicas. Hay que destacar un elemento: mis estrategias fueron facilitadas por el hecho de que, como "maestro", ejercía cierto encanto.

Una nota: siempre he ejercido cierta ascendencia de los padres de las damiselas, ya que me veo como un buen chico. Pero tener el consentimiento de los padres es negativo. Las chicas tienden a actuar en contra de lo que los padres dicen o aconsejan. Entonces, querido aspirante a seductor, nunca intentes complacer a los padres de tu "presa". Cuando una chica me dijo que le gustaba a sus padres, respondí de inmediato: "Querida, si supieran quién está detrás de esta cara de ángel, ¡cambiarían de opinión!". Conocer y seducir en el cine o el teatro es menos fácil, pero siempre posible. Debes tratar de sentarte junto a la damisela y comentar discretamente sobre la película o escena que estás viendo. Si la chica es la primera en comentar, sus palabras deben confirmarse con las nuestras. Tienes que mostrarte experto de ese tipo de película o obra de teatro. Muy a menudo en el cine hay géneros de películas que son más adecuados para los seductores: desde mi experiencia, logré conquistar a más chicas si la película es sentimental, cómica o erótica. Una vez fui a ver "Cincuenta sombras de gray" con amigos e inmediatamente me di cuenta de que había muchas señoritas emocionadas, incluso antes de ver la película. Nos posicionamos cerca de un grupo de chicas muy agradables y durante la película fueron más ellas que nosotros quienes pronunciamos comentarios urgentes sobre la película. Esto ciertamente no nos molestó y también hicimos nuestras consideraciones "picantes". Al final de la película, las chicas estaban positivamente perturbadas por el espectáculo y les ofrecí ir a tomar una copa para "recuperarse" de la película. Aceptaron con gusto. Luego fuimos a bailar. ¡Y la noche fue larga con mi chica favorita de ese grupo de chicas salvajes!

Seducir en discotecas

Incluso para seducir en la discoteca hay técnicas particulares a seguir. La primera regla es vestirse bien. Al contrario de otras ocasiones, la palabra aquí importa muy poco, por una razón obvia: el estruendo de los oradores no le permite tener una conversación digna de ese nombre. Por lo tanto, debe ponerse ropa de moda, sin distorsionar demasiado su estilo. Solo en la discoteca puedes experimentar con nuevas modas y nuevos looks. Con respecto al último aspecto, es preferible tener el pelo corto, una barba perfectamente afeitada, un aroma agradable; Si desea mantener su cabello largo, debe tratarlo con dedicación y aplicar una gran cantidad de gel para embellecerlo. Por lo tanto, en la discoteca, su apariencia contribuirá con aproximadamente el 50% a su aventura de seducción La segunda regla es sonreír y ser feliz. Si está triste o ha tenido un duelo en la familia, es mejor posponer la búsqueda de mujeres hermosas. Tu sonrisa debe ser espontánea, debes mostrar alegría. Solo de esta manera, al mirar a la chica que te gusta, puedes ser correspondido. También en estas ocasiones se aplica el principio de reciprocidad. Las sonrisas sinceras atraen sonrisas. A menudo, sonriendo espontáneamente, le devolvieron la sonrisa; y en ese momento el dicho "Hola, soy Francesco" era natural. La tercera regla es tomar tu espacio y enmarcar a tu presa. En la discoteca hay cientos de chicas hermosas y, entre una sonrisa y otra, entre las miles de ocasiones teóricas, te arriesgas a no optimizar tu tiempo y no terminar nada. Por lo tanto, es preferible ingresar al club temprano, al comienzo de la noche: de esta manera podrás enmarcar grupos de chicas solteras o novias (evitándolas) y puedes elegir la más bonita, la que merece ser conquistada. Al ir al club temprano, tal vez, evitarás que tu damisela caiga en los brazos de un seductor más rápido que tú. Para evitar como la peste son los lugares superpoblados donde pisotean el uno al otro. Necesita crear su propio espacio y hacerse notar. Dejar la pista de vez en cuando y dejarla refrescarse es una excelente estrategia. A menudo obtuve más resultados en un balcón o en un lugar abierto que en la pista. Al aire libre puede utilizar todas las técnicas del buen orador, las mismas que se utilizan para seducir en la calle o en lugares abiertos al público. La cuarta regla (después de haber recibido al menos una sonrisa) es tener contacto físico. Y creo que es bastante fácil en una discoteca, ya que vas a bailar. No tienes que ser un gran bailarín, pero debes moverte al ritmo de la música. Después de que la chica me devolvió la sonrisa, pude bailar con hermosas chicas sin siquiera presentarme. ¡Y el baile continuó incluso después de la discoteca! Lo importante es que el contacto es tenue, sensual, ¡no debes atacar a la chica como si nunca hubieras visto a una mujer en tu vida! Por lo tanto, en general, aquellos que han tomado cursos latinoamericanos, de salsa o de tango en una discoteca no dejan mucha ventaja a otros seductores. Obviamente, en lugares donde solo se baila latinoamericano o tango, aquellos que han realizado cursos de baile comienzan con mil puntos de ventaja sobre otros que no saben bailar. Además, hay muy pocos hombres que toman cursos, mientras que las mujeres son mucho más. La última regla es ser audaz, dar el primer paso. Mal que va, serás rechazado. Si no lo intentas, el resultado será el mismo que ser rechazado. Pero si lo intentas, la suerte o el arte de la seducción jugarán a tu favor. Una noche, hace unos años, estaba en una discoteca con amigos y había una hermosa chica rubia, delgada y con ojos azules: una verdadera modelo. Durante unos minutos la vi casi petrificada: mi corazón latía rápido y mis ojos eran solo para ella. Muchos otros chicos se acercaban a ella, también porque ella estaba en un grupo de amigos muy salvajes; ella también solo reía. El "tidbit" era demasiado tierno para dejarme pasar. En un instante me acerqué, encogiéndome de hombros y sonriéndole a ella y a sus amigas. Uno de los amigos, sonriendo, me dijo: "¿Hermosa mi amiga Verónica? La has estado mirando durante media hora ". Un poco preocupado, respondí: "¡Hermosa! Y si ella quisiera, me casaría con ella ahora ". "¡Incluso!" continuó su amiga, "De todos modos tienes suerte, porque

Veronica ha apostado a besarse con el primero que se acercase a ella esta noche. ¿Quieres? ". Con el corazón latiendo en mi pecho, respondí: "¡Para Veronica esto y más!" Tenía en mi corazón una duda oculta de que se estaban burlando de mí, pero de repente Verónica se presentó, me tomó de la mano y me dijo: "Ponte en posición". Me vi rodeado de mis amigos, los amigos de Veronica y muchos otros espectadores. En cierto momento escuché una voz exclamar: "¡Listo, vete, besa, vete!". Sentí a Veronica abrazarme y le di un dulce beso en los labios. Estaba locamente enamorado! Escuché voces que gritaban: "¡Bravo!". Y comenzaron los bailes. Bailé con Veronica y mis amigos con sus amigos. Muchas veces recorrimos el mundo juntos, saltamos, gritamos, nos divertimos. Las chicas estaban bajo el claro efecto del alcohol. Durante la noche, los abrazos y besos entre Verónica y yo se hicieron más intensos y para mí solo estábamos ella y yo, como en un sueño. En un momento, Verónica me dijo que tenía que ir al baño a vomitar, porque había bebido demasiado. Mientras la esperaba, su amiga más sobria me dijo: "Francesco, ahora hablemos en serio. Veronica rompió con su novio una semana después de que él estaba a punto de casarse. En estas tardes bebe demasiado y no piensa muy bien. ¿Tienes intenciones serias con ella? ". Respondí: "¡Tengo intenciones muy serias! Sería un tonto si dejara a una chica tan bella y dulce " La noche fue larga e inolvidable. Pero al día siguiente descubrí que Veronica había hecho las paces con el ex. Después de unos meses, ella finalmente se había ido y yo habría pasado otras mil noches fabulosas con ella. Pero esta es otra historia y habrá que contarla nuevamente. Si la suerte ayuda a los audaces, confirmo: ¡con Veronica fui audaz y tomé el tren (que a menudo solo pasa una vez) que me llevaría a su corazón!

Seducir en chats

La importancia de las redes sociales y los chats de citas es conocida por todos. Si eres tímido, las chats de citas pueden ser un medio fenomenal para conocer chicas nuevas; de hecho, estás protegido del anonimato, no te da vergüenza tener que responder de inmediato, tienes más tiempo para estudiar a la chica para que te seduzca. Incluso para los playboys, los chats amplifican la posibilidad de conocer presas para ser seducidas: también puedes chatear con un centenar de chicas al día y obtener muchas citas, incluso el mismo día. Los chats de citas que probé más son badoo (solo las funciones gratuitas, excluyendo los superpoderes) y Meetic (solo utilicé la promoción gratuita para nuevos clientes). Sin embargo, hay muchos chats de citas y deberías probarlos todos, si es gratis. Pagar para conversar o, en general, para estar con una mujer, sigue siendo un fracaso, la antítesis de la seducción. Pero vamos a las técnicas. La primera regla a seguir para seducir en el chat es cuidar la imagen de perfil. Suena trivial, pero la foto de perfil es lo primero que observa una chica. Por lo tanto, debes elegir una buena foto con un lindo fondo (por ejemplo, el mar). También puedes retocar ligeramente la foto con las diversas aplicaciones que están allí; lo importante es no distorsionar completamente la foto, también porque una vez que llegue a la cita, las posibilidades de un resultado positivo disminuirán drásticamente. La descripción, sin embargo, puede ser genérica, ya que tendremos que identificarnos parcialmente con los gustos y características de la chica que nos gusta. La segunda regla es elegir cuidadosamente el primer mensaje para enviar. Para hacer esto, es necesario estudiar la imagen de perfil y las características de la chica que queremos conquistar. La primera oración debe ser asombrosa. De hecho, en el chat hay mucha competencia y, especialmente las chicas hermosas, tienen docenas de contactos al mismo tiempo. Entonces no tienes que ser trivial. Frases con descuento como: "Hola; eres hermosa; hei Buenos días; cómo estás; Qué estás haciendo". Por ejemplo, si en la imagen de la chica que te golpeó está claro que es una deportista y le encanta correr, podría debutar así: "Hola. ¿Cuántas horas debo correr para llegar a tu ciudad y encontrarte a tomar un café? " Si tiene una foto en la que come un helado de chocolate, puede comenzar así: "Hola. Estaba comiendo un helado de avellana y noté tu perfil. Vamos a tomar un helado juntos "? Si la imagen de perfil y la descripción son escasas, una hipotética Vanessa podría ser conocida como: "¡No puedo creerlo! ¿Eres la Vanessa que conocí en el mar el año pasado? Me recuerdas"? El noventa por ciento de las chicas responderá haciendo preguntas detalladas que no recuerda nada. En este caso, las preguntas se pueden responder evasivamente y en broma agregando: "¿Pero cómo, después de lo que dijimos, no me recuerdas?". Después de estas primeras líneas, entonces, las preguntas cada vez más directas de la chica deben ser respondidas: "En realidad no te conozco. Hice todo esto solo para llamar tu atención. ¿Puedes perdonarme? "

Personalmente, a menudo he usado estas últimas oraciones con resultados muy positivos en términos de interacciones. La tercera regla es ser amable y positivo. Muchas veces chateas solo para escapar de la rutina diaria, para divertirte. Si hablas del funeral de tu perro, no creo que conozcas a muchas chicas. Si hablas de desempleo o corrupción, ciertamente no será seductor. Necesitamos hablar sobre temas que despiertan interés y emociones como las vacaciones, el mar, los paisajes, la música. Tienes que chatear en broma, no te tomes demasiado en serio. Y la chica no debe ser asaltada con mensajes si no responde de inmediato: si ha escrito cosas interesantes y emocionantes, probablemente te responderá. ¿Y qué hacer si notamos que la chica muestra interés? ¿Quién siempre responde a nuestros mensajes o quién se comunica con usted primero? A veces tienes que responder tarde o no hacerte oír un día entero. Lo sé, cuando tenemos una chica en la mano, la prisa por concluir es excelente. Pero si nos dejamos desear, la chica dudará de nosotros, le preocupará que tal vez hayamos conocido a otra chica y que sus esperanzas hayan disminuido. Hazte querido paga! La cuarta regla para seducir potencialmente a millones de chicas es saber inglés. Saber solo italiano solo te permite seducir a una audiencia potencial de unos pocos millones de chicas. Si aprendes inglés bien, el idioma más hablado en el mundo, tenderá a conocer a chicas de todo el mundo, más de mil millones. Entonces considere que en muchos países del mundo el italiano es visto como el emblema del amante latino, tiene una buena reputación. Si hoy estoy casado con una hermosa chica de bielorrusa, rubia, delgada con ojos azules y once años menor que yo, es principalmente gracias a mi conocimiento promedio de inglés. Sin inglés no hubiera podido chatear primero y luego comunicarme en vivo con mi esposa. La quinta regla es estimular la conversación con doble sentido, sin ser vulgar. Es necesario despertar emoción en la chica con la que hablamos, es necesario estimular la imaginación con evocaciones agradables. Incluso escribiendo puedes burlarte indirectamente de los cinco sentidos.

En el caso citado anteriormente de la chica que come helado de chocolate, por ejemplo, después de una conversación durante al menos una hora, uno podría hacer una broma en estos términos: "Querida, solo muestras cosas buenas, pero cuando me dejarás probarlo". tu helado de chocolate? La última regla es ser directo. La niña debe percibir, incluso indirectamente, que estamos interesados en ella por una historia, un compromiso. No tienes que cometer el error de convertirte en el confidente, el amigo por correspondencia. La regla de la amiga es clara: si la chica nos confía todos sus secretos, sus dolores de amor, ¡nunca combinaremos nada con ella! Por lo tanto, si una chica comienza a conversar en un tono amistoso, debemos bloquearla de inmediato y hacerle entender que no solo estamos interesados en su amistad. Como resultado, no debemos posponer demasiado el día que solicitamos una cita. Después de dos o tres días como máximo, debemos obtener la primera cita. Si la chica lo niega, significa que no está interesada y nos centraremos en otra chica hermosa, entre las millones disponibles en el mundo. Conozco chicos que prácticamente se enamoraron de una chica, conversaron meses, años sin concluir nada. Considere que a algunas chicas les pagan las marcas para entretener a los chicos; y algunos de ellos tontamente se enamoran. Bueno, eso va, estos chicos pierden el tiempo. Pero he oído hablar de tipos que enviaron miles de euros a novias virtuales (¿o novios?), Que luego desaparecieron. Por lo tanto, repito una vez más dos conceptos: nunca enviar dinero; renuncias a la tarea de seducir a una chica que solo quiere perder el tiempo. ¡El tiempo es precioso para seducir a docenas de chicas hermosas, con las que tienes que salir lo antes posible! Y recuerde: después de la cita aún no ha terminado el trabajo. ¡Tendrás que seducir a tu amada vida!

Seducir una mujer comprometida

Seducir a una mujer comprometida puede ser simple y desafiante. Es simple si la mujer está experimentando una relación ya en crisis; es más exigente si su relación es sólida y está en el séptimo cielo por su compromiso. En el primer caso, como siempre, la suerte ayuda a la osadía: solo corteja a la mujer, haz bromas de dos vías; en resumen, trata a la mujer como si no estuviera comprometida. En este caso, representará la fruta prohibida. Y solo porque ella no podría tenerte teóricamente, te convertirás en su obsesión. Lo que es asqueroso le gusta a las mujeres. Y tarde o temprano caerá en sus redes, si puedes estirar sus cordones. En el caso de que la mujer que quieres seducir tenga una relación sólida y esté feliz con su pareja, debes moverte con más cuidado. En primer lugar, necesitamos investigar su relación e intentar encontrar los puntos débiles. Incluso la relación de amor más idílica tiene sus grietas y sombras. Su trabajo es llenar estos vacíos y dirigirlos a su favor. Doy algunos ejemplos de grietas que pueden coexistir con una relación aparentemente sólida: el novio, aunque rico, hace un trabajo muy exigente y se ve obligado a dedicarle poco tiempo; o de lo contrario es el mejor hombre del mundo, pero está un poco celoso y obliga a su novia a vivir una relación en la que se sacrifica la vida mundana; o nuestro rival es demasiado serio y hace que su mujer se ría raramente. Es fácil entender cómo actuar en cada una de las tres situaciones descritas. En el primer caso, tendrá que pasar mucho tiempo, incluso chateando en muchas ocasiones del día, si no pueden verse todos los días. Debe hacer que su amada entienda que está por encima de todos los compromisos, incluso el trabajo. Debes sorprenderla con pequeños regalos, pequeñas frases de afecto, gestos que la hagan comprender que, si fueras su hombre, ella estaría en el centro de tu universo. En el segundo caso, debes ser más distante y demostrar que adoptas un estilo de vida que te hace feliz: vas a fiestas, a la discoteca, a menudo viajas con grupos. Tienes que hacer que sueñe con la libertad, tienes que hacerla volar con su imaginación. Tienes que dejar en claro que la vida es bella y que cada día tienes que hacer algo diferente que te haga feliz. Debe fascinar a la mujer, inducirla, incluso con oraciones veladas, a transgredir, primero con respecto a las cosas pequeñas (por ejemplo, ¿qué tiene de malo tomar un café con un amigo?) Y luego con respecto a las cosas grandes. En el tercer caso, obviamente debes ser lo más amable posible. La mujer debe ver que eres feliz y minimizar cualquier situación, incluso la más crítica. Tienes que tener el chiste listo para todo (incluso hablar con doble sentido sexual, ¡por qué no!). Debes ser su escape. La segunda regla es pretender ser su amigo. Querido aspirante a seductor, ahora pensarás que te estoy invitando a transgredir la regla del amigo. Sin embargo, recuerde que en este caso, está tratando de conquistar a una mujer feliz y comprometida. Por lo tanto, la regla del amigo debe estar sujeta a una excepción. Una chica comprometida y feliz con su relación seguramente rechazará las propuestas de un libertino demasiado directo. Si, por otro lado, te acercas a ella de una manera amigable, tendrás menos barreras y ella también, al salir contigo, se sentirá menos culpable hacia su pareja. Debes tratar de conquistar el amor de tu amada, inicialmente cubierto por un manto protector de amistad. Tienes que decirle que sabes que está comprometida y feliz y que respetas su estado. Tienes que decirle que la amas y que aún quieres permanecer en su vida como amigo, ya que la amistad sigue siendo un sentimiento importante. También debes decirle que, si fuera soltera, te interesaría como mujer: debes ser honesto al respecto. Sin embargo, estás contento con la amistad. Este discurso podría ir sin problemas (como casi siempre me ha sucedido) o generar un poco de desconfianza en la mujer. En el último caso, debes asegurarle que no estás obsesionado con ella. ¿Y, cómo hacerlo? Simplemente pretendiendo pasar el rato con varias chicas y confirmando estos hechos con fotos (también publicadas en las redes sociales). Tienes que demostrar que tienes una vida amorosa independientemente de ella; en algunos casos también puedes pedirle consejos sobre cómo comportarse ante una llama hipotética. Este comportamiento conducirá a dos resultados. La primera es que ella derribará las barreras para ti. Está comprometida y frecuentas a otras chicas: la situación ideal para ser amigos. El segundo resultado es que, con el tiempo, la mujer puede ponerse celosa de tu relación (me pasó a mí). La tercera regla es que, con el tiempo, debes convertirte en su válvula para salir de la rutina. Para hacer esto, nunca debes estar celoso de su novio. No tienes que hablar mal de eso; solo tienes que ignorarlo. Si ella quiere contarte al respecto, siempre responde imparcialmente o con una broma. Debes ser su cómplice. Nunca debes aconsejarle que rompa (o puede perder el respeto que estás ganando). Tienes que hacer que mantenga su comodidad psicológica. Tienes que hablar de diversión, viajes, cosas bellas, exclusivamente. Si vives cosas malas, solo lo menciono. Si, por otro lado, ella es la que necesita consuelo, quédese cerca de ella todo el tiempo que desee. Hazla sentir como una reina, hazla volar con su imaginación; Hazte agradable, interesante y seductor. La última regla es intentarlo de manera moderada y no vulgar. Aquí ya estamos en la fase de una relación de amistad consolidada velada. Ella sabe que estás interesado en ella, que si ella fuera soltera la querrías. Por lo tanto, debes estimularla, de manera tenue, incluso sexualmente. Podrías decir, por ejemplo, sin que ella lo esperara, mientras estás en un bar: "Sabes, cariño, tengo una fantasía sexual de la que nunca te hablé: ¿me dejarías beber de tu vaso?". Ella es tu amiga, no te puede negarlo. En ese momento le dirás: "Tengo la sensación de que te besé". Entonces podría ir un poco más allá al decir (en un período en el que finges estar saliendo con otra): "Sabes, me gustaría algo genial para mi cumpleaños, pero no sé si puedes ayudarme. Quisiera un besito de tus labios (cuando nadie nos vea) ". De estas pequeñas cosas surgirá el fuego y, naturalmente o en un momento de crisis de su compromiso, su amada caerá en sus brazos seductores. Uno de los mayores amores de mi vida fue una chica albanesa casada. Siempre he tratado de evitar tener relaciones con mujeres casadas con hijos: no me gusta destruir familias. Sin embargo, Juli era demasiado hermosa, demasiado agradable, demasiado sensible, demasiado sexy; Nunca he tenido una armonía de carácter similar. Todo comenzó casi como un juego en el chat. En primer lugar, le pregunté si hablaba italiano y me dijo que había asistido a una escuela de italiano. Luego comenzamos a hablar de mil cosas con simpatía y naturalidad que me sorprendieron. Intercambiamos la foto e inmediatamente le dije que quería casarme con ella de inmediato: tenía todo lo que estaba buscando en la vida. Ella respondió que ya estaba casada y que tenía una niña y que no podía haberme ofrecido más que amistad. Pero en broma le dije que no estaba celoso y que, en cualquier caso, me conformaría con la amistad. Esa misma tarde le escribí un largo mensaje poético y durante cuatro años, todas las noches, le escribí docenas de mensajes de amor. Al día siguiente la encontré en el chat y le pregunté si me amaba. Ella respondió que para amarnos teníamos que vernos en video, llamarnos etc Entonces le dije que quería hacer todas estas cosas. En los días siguientes, además de escribirnos en el chat, comenzamos a vernos en Skype, llamándonos. Todo era mágico con ella: su voz, su imagen sonriente, nuestras conversaciones. Comenzamos a pasar horas y horas conversando, en video, por teléfono, siempre que sea posible. A veces me decía: "Estás soltero, ¿qué haces con una mujer casada?". Pero le dije que estaba feliz con ella y que eso fue suficiente para mí. Mientras tanto, después de unos días, también me dio señales positivas: me dijo que si no hubiera estado casada, habría sido su tipo ideal. Luego, en broma, me hice prometer que tan pronto como volviera soltera, incluso a la edad de noventa años, me daría prioridad sobre todos sus pretendientes y nos casaríamos. Mientras tanto, después de un mes, comenzamos a escribirnos en todo momento del día. Pasé noches blancas escribiendole en el chat hasta la primera luz del amanecer. Yo, que conocía todas las técnicas de seducción, no necesitaba planear nada. El verdadero amor es un gran poeta: siempre tuve algo que decir, preguntar. Nuestras conversaciones, incluso las sexys, nunca terminaron. Luego me confió que se había casado muy joven, a los dieciocho años, exclusivamente a instancias de su padre. Sus padres la habían dado en matrimonio con un rico hombre de negocios de Tirana, también para escapar de la pobreza de la vida campesina de su país de origen. Al aprender esto, pensé que esto era intolerable hasta el día de hoy. Incluso para la Iglesia Católica, tal matrimonio es nulo. Entonces decidí que era el momento adecuado para conocer a Juli en Tirana. Ella dijo que no valía la pena ir a Tirana a tomar un café. En broma le dije: "Pero también vengo a beber de tu vaso; para darte un besito en los labios. ¿Me negarías un beso inocente después de que te escriba casi una novela todas las noches? ". Ella respondió: "Te mereces mucho más que un beso; pero no puedo hacer nada más; no puedo fingir con mi esposo. De todos modos, sí, ¡no puedo negarte un beso! ". Juli y yo nos conocimos en un bar de un hotel en Tirana: inmediatamente la tomé de la mano; Bebí de su vaso. Cada contacto nos había hecho ver las estrellas, latir nuestros corazones rápidamente, respirar al unísono. Y ahí estaba el beso; entonces eran diez; e inmediatamente fuimos abrumados por el fuego de la pasión. Y nos unimos literalmente sin límites. Más tarde nos iríamos de vacaciones juntos; Hubiera convencido a la hija de que el nuestro era un amor verdadero; Juli y yo habríamos vivido en mi ciudad por más de un mes. Pero esta es otra historia y habrá que contarla nuevamente.

Conclusion

Estimado lector, hemos llegado al último resumen y último consejo. Recomiendo interactuar con muchas mujeres, de cualquier edad y condición social, en cualquier lugar y por cualquier medio. La seducción, como cualquier arte, requiere mucha práctica y experimentación continua. Cada mujer es diferente y requiere diferentes técnicas de acercamiento. Una mujer tiene un deseo de alegría, ama al hombre guapo, a menudo sin doble punta; la mujer adulta a menudo también está interesada en la condición económica y social. Con la mujer tímida no tendrás que alardear de una gran experiencia: correrás el riesgo de asustarte; con la mujer experimentada, sin embargo, no tendrás que ocultar tu pasado de playboy. También es necesario tener una actitud de quienes saben que pueden conquistar a cualquier mujer: la seguridad de sus talentos fascina a las mujeres. Los tímidos e indecisos, sin embargo, no tienen suerte. El arte de la conquista es como un juego de guerra: la victoria más fuerte. Ayuda, luego use la técnica de "señales mixtas". El último consiste en mostrar, un día, un interés velado en una mujer que estás conociendo; al día siguiente al ignorarla; y así por unos días. Al hacerlo, dará los primeros pasos hacia ti, ya que te echará de menos, Con esta técnica, su amada caerá en la red que has tendido. Un error a evitar en su lugar es asaltar a la mujer con llamadas telefónicas, mensajes de texto, mensajes de chat. Necesita saber cómo esperar y los resultados llegarán. Un error que debes evitar es hacer que tus amigos participen en tus estrategias, especialmente si la chica realmente te interesa. Si alabas de tu dulce damisela a tu amigo, lo empujarás a seducirla. En este arte, ni siquiera debes confiar en tu mejor amigo o hermano. El amor es algo irracional. Y lo que causa dolor a otros a veces gusta. Como bien saben, hay mujeres que se sienten atraídas por parejas casadas o comprometidas e ignoran a los solteros. El alma humana es compleja. Por otro lado, es útil hacerse amigo de la mejor amiga de su amada. La última amiga a menudo desinteresadamente, le dirá cuándo puede actuar o cuándo debe posponerse el asalto. Podría suceder (me pasó a mí) que esta última se enamore de ti. ¿Qué hacer? Mejor concentrarse en su objetivo de todos modos. Más tarde, si quieres, también tendrás un amiga. Como habrás visto, existen diferentes técnicas de seducción según las circunstancias. Pero si realmente queremos resumir las técnicas más efectivas en dos palabras clave, debemos fijar estas dos en nuestra mente: celos y descuido. Si puedes provocar los celos en tu amada, tu trabajo se completará con éxito. Los celos son uno de los sentimientos irracionales más poderosos (las crónicas diarias lo demuestran). El descuido, alternando con momentos de interés velado en la chica que te interesa, induce a la chica con la que estás saliendo a preguntarte la razón de este comportamiento; Esto te hará misterioso. Estarás en la mente de tu amada, serás su busillis y ella te buscará. Este libro ha sido desarrollado para proporcionar orientación sobre cómo seducir a una mujer. Planeo escribir otro en el futuro, para compartir algunos consejos sobre cómo mantener la conquista durante meses, años o para siempre.

Estimado lector, como puede imaginar, el boca a boca, el intercambio y los comentarios son muy importantes para un autor emergente. Es por eso que le pido, si le gustó esta guía, que escriba una reseña de mi trabajo. Si tiene algo que preguntarme en privado, si quiere conquistar a una mujer a toda costa y quiere mi consejo, puede ponerse en contacto conmigo, así como en mis perfiles de Facebook e Instagram, en la siguiente dirección de correo electrónico: koatiyah@hotmail.it. Te regalo este pequeño regalo: ¡mi consulta gratis!

Lightning Source UK Ltd.
Milton Keynes UK
UKHW010118301220
376072UK00001BA/216